SUR

LA CONSTITUTION ÉPIDÉMIQUE

ACTUELLE,

1852-1853.

PAR

E. A. ANCELON,

Docteur en Médecine,

MÉDECIN EN CHEF DE L'HÔPITAL DE DIEUZE;

MEMBRE DE LA SOCIÉTÉ DE MÉDECINE DE NANCY,

DE LA SOCIÉTÉ NATIONALE DE MÉDECINE DE MARSEILLE,

DE L'ACADÉMIE NATIONALE, AGRICOLE, MANUFACTURIÈRE, COMMERCIALE DE PARIS.

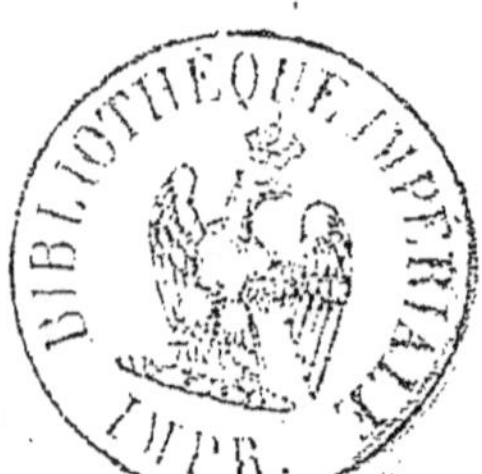

DIEUZE. — IMPRIMERIE DE MAINBOURG.

—

1853.

SUR

LA CONSTITUTION ÉPIDÉMIQUE

ACTUELLE.

1852 — 1853.

§ I.

Il faut bien se garder de confondre les causes évidentes, palpables de quelques maladies régnantes, de quelques endémies et de quelques épidémies circonscrites avec l'action des lois providentielles qui président à la conservation générale et régissent le mouvement des populations. Quand l'équilibre est rompu, soit par le trop plein, soit par l'entreprise inconsidérée des hommes contre les grands vœux de la nature, ces dernières causes, d'un ordre fort élevé, promènent sur le monde le niveau de la destruction ; elles suivent le malaise général et préparent les voies à la santé publique, de la même manière que les orages s'emparent des mauvaises conditions atmosphériques pour les faire tourner au profit de la pureté de l'air, dans une tourmente momentanée.

Il n'existe pas plus de rapports entre les premières

— 4 —

et les dernières qu'entre le grelon qui blesse un cep vigoureux et ce mystérieux *acarus* qui ravage la vigne, dont la culture a pris beaucoup trop d'extension ; qu'entre la plaie faite, par hasard, à la hampe d'une pomme-de-terre par la scie de quelque courtillière et la *gangrène sénile* de ce *solanum tuberosum* dont on a tant abusé, et qui était destiné, suivant l'illusion naïve de Parmentier, à mettre désormais l'Europe à l'abri des famines qui la désolèrent périodiquement jusqu'au dix-neuvième siècle.

Courbons la tête devant ces moyens occultes de destruction contre lesquels viennent se briser sans cesse notre impuissance et nos vaines spéculations ; sachons reconnaître que les grandes épidémies semblent se soustraire à l'empire des influences hygiéniques (*Compendium de méd.*, t. 3, *p.* 383), et que la population des États (Bousquet) est régie par une loi *supérieure à la vaccine* et à toutes les influences partielles ; que l'état du sujet de l'hygiène joue ici, sous le rapport étiologique, un rôle infiniment plus important que l'objet dont s'occupe cette science. Si l'on a dû presque toujours avoir égard à l'encombrement, à l'état moral des populations, avouons que l'influence du froid, de l'humidité, de la sécheresse, de la lumière, des vents, du fluide électrique, etc, dans la production et la marche du choléra et d'autres grandes épidémies s'est montrée à peu près nulle. Relativement à l'insalubrité de l'air, voici un fait digne de remarque, irrécusable, permanent et par cela même toujours facile à constater. Depuis vingt ans que les immenses ateliers de produits chimiques de Dieuze fonctionnent avec une prodigieuse activité, ils perdent annuellement, dans des résidus qui sont sans cesse accumulés (1) derrière l'enceinte de la saline, 7,000 *quintaux métriques de soufre ;* ces résidus attaqués chaque jour par la chaleur et la lumière solaires, par l'électricité, lessivés par les pluies et la fonte des neiges, alimentent un ruisseau dont les eaux roulent depuis lors une boue gris de fer composée de soufre mis à nu et de diverses sulfures ; il en émane en tout temps une odeur d'œufs pourris, et, à la moindre oscillation barométrique, il s'en élève une masse de gaz sulfhydrique qui noircit, dans la ville infectée, les portes, les volets, les enseignes, etc., etc., peints au carbonate de plomb, et qui pénètre dans les appartements les mieux clos pour y attaquer les ustensiles métalliques. Eh bien ! cette atmosphère si complétement chargée d'hydrogène sulfuré (vieux style) n'a aucune action sur la santé publique, ne produit point de malaise spécial, et n'a jamais modifié en quoi que ce soit nos constitutions médicales. Les cholérines, les dyssenteries, les grippes, etc., etc., se sont montrées ici ce qu'elles ont été partout ailleurs.

§ II.

Après les coqueluches du printemps alternative-

---

(1) Les résidus sulfurés, accumulés derrière le mur d'enceinte de la saline et sur les bords du ruisseau, forment une masse de 125,000 mètres cubes.

ment froid, tiède et humide, l'été de 1852, humide, froid, pluvieux, nous amena un malaise gastro-intestinal, des diarrhées, puis des dyssenteries, et le commencement de l'automne, qui fut d'abord froid et assez sec, des angines nombreuses. Depuis quelque temps, j'observais à l'hôpital et en ville un nombre considérable d'ictères, et je me demandais si, sous l'influence de l'hiver qui s'avançait avec une douceur inaccoutumée, nous étions destinés à être envahis par les maladies des pays chauds, lorsque parurent en décembre dernier les premiers cas de grippe accompagnés de symptômes insolites fort suspects, en même temps que l'on put constater parmi les jeunes gens vaccinés quelques fièvres typhoïdes.

Le caractère de la constitution médicale actuelle, ce qu'il y a d'insolite enfin dans l'épidémie de 1852-53, porte particulièrement sur le système nerveux, dont la résistance à l'action morbide générale s'est montrée infiniment moindre qu'à d'autres époques. Au delà de 1800, la grippe observée et décrite par Lorry en 1776 et par Leroux des Tillets, Dumangin, Doublet, Sollier, des Essartz en 1782 ne fut qu'une épidémie catarrhale compliquée (Poma de Bruyères, 1776) d'un élément tantôt inflammatoire, tantôt érysipélateux; aucun de ces médecins n'y signala de tendance ataxique, adynamique ou putride, pour parler le langage de l'époque; depuis 1800, en deçà de la propagation de la vaccine, cette autre grande déception léguée par le dix-huitième siècle au dix-neuvième, c'est tout autre chose : la grippe de 1857, déjà infiniment plus grave qu'à toute autre époque, s'accompagna de phénomènes nerveux fort remarquables; celle de 1852-53 offre dans beaucoup de localités toutes les allures de la dothinentérie et prend le nom significatif de *typhoïde à forme pectorale.*

Peut-être, avant d'aller plus loin, n'est-il pas inutile de jeter un rapide coup d'œil sur les causes de ce que j'ai appelé ailleurs (*Mémoire sur les fièvres typhoïdes*, 1847), la *constitution typhoïde* du siècle; je passerai sous silence celles que j'ai déjà développées pour m'occuper un instant de la vaccine, que j'avais à peine indiquée et dont « on s'éxagère beaucoup trop les bienfaits, » puisque « elle ne fait guère, du moins dans nos pays pleinement peuplés, que déplacer la mort. » (Villermé, *Dict. de méd.*, t. XII, p. 167.)

« La vaccine, a dit avec vérité mon savant ami M. le docteur Bayard (de Cirey), empêche généralement l'explosion de la variole dans l'enfance, mais ne détruit point le germe *inconnu* de ce contage qui se développe ensuite dans l'âge adulte. » Cette assertion est tellement mise hors de doute aujourd'hui par les faits et l'observation que, pour beaucoup de médecins, la dothinentérie, si semblable aux *variolæ sine variolis* au point de vue du diagnostic, c'est la variole interne, c'est la variole déplacée, c'est la variole de l'âge adulte qui survient quand la résistance nerveuse aux causes morbides générales a été amoindrie par l'influence « *de l'intoxication jennerienne.* » Si l'on avait démontré d'une manière aussi irréfragable cette identité de la petite vérole et de la fièvre typhoïde que l'on en a

constaté le déplacement dans les âges, ma tâche
serait facile; il me suffirait de déclarer que la petite
vérole, extrêmement rare dans nos pays, a fait place
à des épidémies de fièvre typhoïde, qui deviennent
de jour en jour plus communes ; de rappeler, à l'appui
des preuves données par le docteur G. Grégory,
que depuis 1815 le vaccin, s'affaiblissant (au dire des
vaccinophiles) par des transmissions successives , *pré-
serve peu* de la petite vérole externe et expose da-
vantage les jeunes gens, à partir de l'âge de dix ans
(1), à la petite vérole interne, si bien que, depuis
1820 surtout (Bretonneau), cette dernière allant toujours croissant, « a pour ainsi dire absorbé (Louis ,
1829) l'attention des médecins de nos jours ; » que
Schnuwer a pu dire après et avec beaucoup d'autres :
« La vaccination a diminué le nombre des varioleux,
mais le nombre et l'intensité des épidémies de rou-
geole (il aurait dû ajouter des *typhoïdes*) sont devenus
plus considérables.

---

(1) Épidémie de Guéblange (juin à novembre 1842). — Sur une population, de 569 habitants , il y eut 75 malades répartis ainsi qu'il suit :

Sexe : 42 femmes , 33 hommes. — Age : 14 enfants de 4 à 10 ans ,
46 jeunes gens de 10 à 50, 9 adultes de 30 à 40, 2 adultes de 40 à 45 ,
3 adultes de 50 à 60 , 1 adulte de 70.

Épidémie de Kerprich, 469 habitants. En février, mars, avril 1846, 15
malades.

Sexe : 14 femmes , 1 homme. — Age : 8 de 10 à 30 ans, 5 de 30
à 40 , 2 de 41 à 42.

Épidémie de Guénestroff, 548 habitants. En février, mars, avril 1846 ,
33 malades.

Sexe : 25 femmes , 8 hommes. — Age : 4 de 3 à 10 ans , 20 de 10 à
30 , 5 de 30 à 40 , 1 de 40 , 1 de 58 , 1 de 62 , 1 de 75.

Mais si l'on n'est pas parvenu jusqu'ici à s'entendre sur ce que l'on appelle affaiblissement successif de la vertu préservatrice du vaccin et sur ce que nous considérons, nous, comme une sorte d'antagonisme entre la variole confluente et la dothinentérie préparée de longue main par le cowpox, c'est que les intéressés ou ne savent rien de ce qui concerne la vaccine et la variole, ou négligent à dessein les éléments propres à élucider la question ; ils ne veulent pas voir qu'il y a des vaccinations bonnes et mauvaises : que les vaccinations mal faites, incomplètes laissent à la petite vérole une porte ouverte, tandis que les vaccinations bien faites, au point de vue les vaccinophiles, rendent les adultes plus vulnérables à la fièvre typhoïde (1) ; que si cette dernière prend de jour en jour une ex-

---

(1) Outre la note significative que j'ai donnée plus haut, je pourrais encore trouver dans ma longue pratique de nombreux exemples capables de fortifier cette assertion, s'il en était besoin : mais j'aime mieux emprunter à mon spirituel et courageux confrère Bayard (de Cirey) un fait doublement important et sous le rapport de l'action de la typhoïde sur les adultes vaccinés et sous le rapport de l'immunité dont jouissent les adultes marqués du cachet variolique.

Je laisse parler l'auteur : « En 1859, au grand séminaire de L...., contenant environ 150 sujets, une épidémie de fièvre typhoïde éclata.

» 80 jeunes séminaristes furent atteints ; 20 succombèrent. L'établissement, alors peu vaste, obligea à entasser les malades au nombre de 12 dans des chambres assez petites. Ainsi que cela se pratique dans les établissements religieux, on chercha des infirmiers parmi les séminaristes. Trois prêtres, mes voisins aujourd'hui, remplirent alors ses fonctions auprès de leurs condisciples ; tous trois traversèrent impunément l'épidémie !.... Tous les trois sont gravés de petite vérole contractée avant l'épidémie !! »

tension dont s'émeuvent les médecins et les économistes ; que si elle secoue çà et là quelques-uns de ses symptômes pathognomoniques sur chaque épidémie nouvelle de manière à faire croire à l'existence d'une constitution typhoïde, c'est que la résistance nerveuse a définitivement succombé dans la lutte, pendant la première enfance, avec le virus vaccin.

Est-on bien sûr que les vaccinations n'aient fait que déplacer la mort sans en augmenter le chiffre dans l'âge adulte ? N'est-ce pas plûtot le traitement échauffant, incendiaire, employé autre fois contre les varioles qui les rendait le plus souvent confluentes et qui causait les désastres dont s'étayent encore les vaccinophiles quand ils nous font la complaisante enumération des aveugles, des borgnes, des boiteux et et enfin des morts victimes de la variole ? Dans leur acte d'accusation dressé contre la variole, je vois moins un blâme à l'adresse de celle-ci qu'une sanglante critiques des pratiques médicales de l'époque.

Les partisans de l'inoculation, après avoir montré la fièvre typhoïde progressant en raison inverse du développement de la petite vérole et en raison directe de la vaccine, après avoir administré les meilleures preuves en faveur de l'antagonisme de la variole et de la dothinentérie, pourraient encore présenter, comme résultat immédiat de la pratique favorite des vaccinophiles, la fréquence plus grande des névropathies, de certaines affections du cœur, des scrofules et d'une infinité de maladies cutanées chroniques. Dans plus de vingt cas, j'ai trouvé sur les bras d'enfants vaccinés des croûtes laiteuses *incurables* transmises par la lancette des vaccinateurs ; et je regrette de n'avoir pas tenu note du nombre considérable de scrofules que j'ai vues naître sous l'influence de vaccinations *bien faites* : si le cowpox n'était pas coupable, il a du moins servi tantôt de véhicule, tantôt de *stimulus*, etc., cause de hideuses productions morbides.

La vaccination, si mal défendue par les contradictions et les concessions de ses fauteurs, et comptable encore de bien d'autres méfaits mis au jour par la plume incisive de M. le docteur Bayard, et elle peut s'attendre à se voir un jour contrainte par cet impitoyable logicien à confesser avec le docteur G. Grégory que « ce sont » les hautes autorités médicales auxquelles le parle- » ment assigne la surveillance de la vaccine qui cher- » chent à expliquer ou à pallier les imperfections no- toires de la vaccination. » (*Médical Times* 1852.)

§ III.

Revenons à la grippe de 1852-53, dans la marche de laquelle j'aurai à signaler quatre périodes bien tranchées ; et partout on verra que la resistance nerveuse fait defaut.

a. 1° Dès le milieu du mois de décembre dernier, au début, l'épidémie affecta de revêtir deux formes distinctes : d'un côté, c'était une maladie catarrhale accompagnée de fièvre continue, avec exacerbation le soir, subdélire nocturne, courbature, prostation, douleur, pression sous-sternale, névralgie intercostale, pleurodynie, sécheresse douloureuse de la gorge, toux férine : toutes les muqueuses envahies depuis les sinus frontaux et les conjonctives jusqu'au rectum, au canal de l'urètre et au vagin ; de l'autre côté, c'était une dothinentérie à forme muqueuse, avec sibilence et ronchus thoraciques presque sans toux, puis crise défavorable vers les parotides.

2° A mesure que l'épidémie progressait vers la période d'état, au commencement du mois de février, autre division, deux autres formes, plus de typhoïdes vraies : ici, fièvre continue, vomissements et constipation opiniâtre ou diarrhée sans les vomissements ; ou bien, là, fièvre continue, prostration considérable, hébétude, surdité, tremblements, épistaxis, subdélire ; peu de toux, râles sibilants et ronchus généralisés ; langue saburrale et amaigrissement rapide dans tous les cas.

A cette époque, l'état thoracique prenait promptement le caractère de pleuropneumonie, et toute la population se sentait sous la pression de l'influence épidémique : chez les uns, c'était une courbature, une pleurodynie, un coryza, diverses névropathies ; chez les autres, de l'anorexie, des coliques, de la diarrhée. Dans tous les cas, les nuits étaient fort agitées.

3° Vers la fin de février, au moment de la chute des grandes neiges et de l'abaissement considérable du thermomètre, les séreuses se prenaient avec une redoutable facilité. C'est ainsi que nous eûmes à traiter un grand nombre de pleurésies, de péricardites et de rhumatismes articulaires aigus.

La laryngo-bronchite grippeuse, beaucoup moins

catarrhale que *spasmodique*, chez quelques enfants, devenait suffoquante par excès, lorsqu'elle était accompagnée de pneumonie lobulaire ; quelques jeunes filles ont offert cet ordre de symtômes alarmants que l'on eût pu prendre pour des croups, sans les précieuses révélations du stéthoscope et de la percussion.

4° L'épidémie se termine, en ce moment, par une affection catarrhale et quelques fièvres typhoïdes devenues bénignes.

b. La peau était généralement chaude, douce au toucher, mais quelque fois au-dessous de sa température normale et légèrement cyanosée. La sueur jugeait toujours des cas légers.

J'ai encore observé cette fois un phénomène fort intéressant, négligé par les médecins en général, soupçonné par Vicq-d'Azyr, dont nous nous sommes occupés M. Piedagnel d'abord, M. le professeur Forget et moi ; je veux parler de l'excessive contractilité de tous les muscles. Il suffisait de glisser à plat le bout du doigt le long de la poitrine pour faire contracter fortement le premier plan des muscles intercostaux et chez les grippés et chez les typhoïdiens ; il en était de même de tout autre muscle pressé ou légèrement pincé. Ce phénomène, que je croyais propre jusqu'ici à la seule dothinentérie, appartiendra désormais, pour moi, à toute affection populaire qui naîtra sous l'influence de la constitution thyphoïde du siècle.

La bouche était pâteuse ; la langue plate, rose à son limbe, toujours saburrale et souvent teintée de brun à son centre, chez les grippés ; chez les typhoïdiens, la langue, d'abord plate et rose à son limbe, tachée de brun à son centre, se couvrait bientôt, ainsi que les gencives et les dents, des fuliginosités caractéristiques. Le gargouillement iléo-cœcal n'était pas toujours aussi bien perçu que dans les épidémies de typhoïdes ordinaires; la constipation persistait longtemps et les diarrhées se montraient fort tard.

Il y avait des épistaxis chez les grippés et les typhoïdiens. Le pouls était large et développé, mais extrêment dépressible chez les uns et chez les autres; il était souvent intermittent (dicrote) dans la forme grave de pneumonie. Nous avons vu le sang d'un typhoïdien venu de Paris, et que l'on saigna, je crois, au dixième jour; il était couvert d'une pellicule gris-perle, et le caillot en était assez consistant. Le sang, dans le rhumatisme aigu, était couvert de l'épaisse couenne inflammatoire connue.

Nous avons tous remarqué de la gêne, de la douleur sous-sternale, de la dyspnée, lors même que l'auscultation la plus minutieuse ne révélait rien.

L'urine des grippés était rouge-foncé, déposait le plus souvent un sédiment briqueté, parfois un sédiment grisâtre. Celle des typhoïdiens, d'un jaune-citrin, restait *crue* quand les malades devaient succomber, et se chargeait d'un énéorème d'abord suspendu, puis se déposant de plus en plus à mesure que la maladie faisait des progrès vers la convalescence.

Dans l'un et dans l'autre cas la prostration était grande, le délire toujours imminent, mais plus intense plus tenace chez les typhoïdiens.

Il nous reste maintenant les convalescences des grippes graves et des dothinentéries, qui toutes sont fort lentes et fort difficiles. Presque tous les asthmatiques un peu agés ont succombé en peu de jours.

La grippe attaquait tous les âges et les deux sexes également ; je n'ai vu de typhoïdiens ni au-dessous de neuf ans ni au-dessus de quarante-cinq ans.

c. Traitement.— A l'époque où l'anatomie pathologique, encore dans ses langes, se contentait d'éclairer la pathologie sans afficher la prétention de la dominer tout entière, alors que la micrographie, qui n'était pas née, n'avait pas encore pu émietter les bases du diagnostic, on disait : *Naturam morborum curationes ostendunt.* Croyez-vous que l'épidémie à laquelle nous venons d'assister n'ait pas décoré d'un nouveau lustre cet aphorisme, vieilli pour bien des contempteurs des génies qui les ont précédés dans la carrière médicale ? Voyez plutôt.

Aujourd'hui, comme en 1776 et en 1782, tous ceux qui ont voulu opposer aux grippes simples, les plus nombreuses d'ailleurs, un traitement actif ont fait fausse route. Il suffisait du repos du lit, d'une douce chaleur, de cataplasmes émollients sous le menton et sur la poitrine, de boissons anodines chaudes, de quelques laxatifs (sel marin en lavement), de peu de jours de diète pour abattre la fièvre, arrêter la toux férine et faire cesser les courbatures. Les narcotiques ont été en général très mal supportés.

L'ipécacuanha à dose vomitive, l'émétique en lavage, les boissons aromatiques (feuilles d'oranger, camomille), le vin de quinquina ont jugé favorablement ses grippes graves de la seconde période.

Dans toutes les circonstances, même dans les pneumonies et les rhumatismes aigus, les saignées ont paru aggraver le mal, en augmentant la tendance à l'adynamie. Toutes les pneumonies ont cédé comme par enchantement au tartre stibié donné à doses rasoriennes, et les rhumatismes aigus à l'opium et au nitre administrés à hautes doses, suivant la méthode de M. Owen, de Londres. (Voir la *Gazette des Hôpitaux* du 26 février 1853). Je n'ai jamais vu pareille diaphorèse à celle que produisaient les petits paquets du docteur Owen, et je dois signaler cette heureuse circonstance, que, malgré les doses énormes d'opium absorbées par les patients, les selles étaient regulières. D'un autre côté, nous n'avons eu à observer aucun phénomène de narcotisme.

N'avais-je pas raison de dire en commençant ce paragraphe que le traitement peut encore servir de pierre de touche pour reconnaître la nature des maladies? puisque j'ai cherché à fournir à l'insuffisance nerveuse (desormais constatée pour moi) les éléments de lutte qui lui font défaut, au lieu de lui en soustraire par des évacuations sanguines intempestives, et que j'ai eu à me louer des résultats obtenus?